AF331141

DES
EAUX ALCALINES LITHINÉES

DE

ROYAT

DANS LES

MANIFESTATIONS ARTHRITIQUES

ET DE SES

BAINS A EAU VIVE

DANS LES

AFFECTIONS CHLORO - ANÉMIQUES

ET

NERVEUSES

PAR

LE DOCTEUR BOUCOMONT

Ex-élève de l'École pratique de Chimie et Maître en Pharmacie
de l'École supérieure de Paris;
Membre titulaire de la Société d'Hydrologie;
de la Société médicale de l'Élysée;
de la Société de Thérapeutique;

MÉDECIN CONSULTANT A ROYAT

PARIS

Vᵉ DELAHAYE ET Cⁱᵉ, LIBRAIRES-ÉDITEURS

Place de l'École-de-Médecine

1876

ÉTUDE MÉDICALE DES EAUX

DE

ROYAT

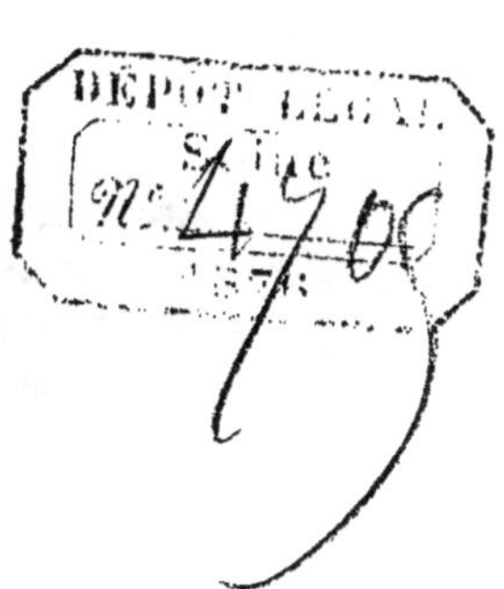

DU MÊME

— De la **Chlorose** et de son traitement rationnel.

— De la découverte de la **Lithine** dans les Eaux minérales d'Auvergne (Mémoire présenté à l'Académie), 1875.

— Étude critique et médicale des **Eaux de Châteauneuf**, lue à la Société d'hydrologie et imprimée dans ses Annales, 1876.

Pour paraître prochainement :

— **Eaux minérales d'Auvergne :** Étude comparative des différentes stations thermales de ce groupe : Royat, — le Mont-Dore, — la Bourboule, — Saint-Nectaire, — Châtelguyon, — Châteauneuf, — Chaudesaigues, etc.

DES
EAUX ALCALINES LITHINÉES

DE

ROYAT

DANS LES

MANIFESTATIONS ARTHRITIQUES

ET DE SES

BAINS A EAU VIVE

DANS LES

AFFECTIONS CHLORO-ANÉMIQUES

ET

NERVEUSES

PAR

LE DOCTEUR BOUCOMONT

Ex-élève de l'École pratique de Chimie et Maître en Pharmacie
de l'École supérieure de Paris;
Membre titulaire de la Société d'Hydrologie;
de la Société médicale de l'Élysée;
de la Société de Thérapeutique;

MÉDECIN CONSULTANT A ROYAT

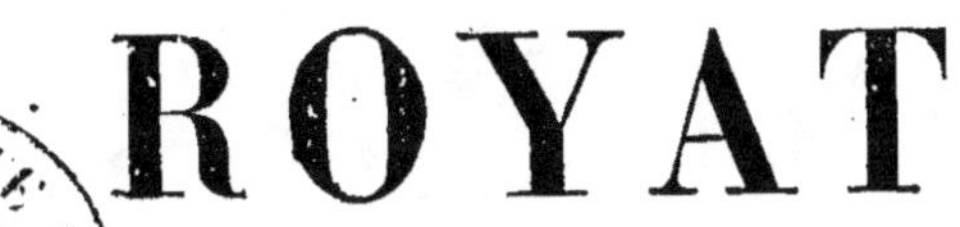

PARIS

Vᵉ DELAHAYE ET Cⁱᵉ, LIBRAIRES-ÉDITEURS

Place de l'École-de-Médecine

1876

PREMIÈRE PARTIE

DES EAUX LITHINÉES

DANS LES

AFFECTIONS ARTHRITIQUES [1]

De la découverte de la lithine dans les eaux minérales d'Auvergne.

Ce n'est que depuis très-peu d'années que la présence de la lithine a été signalée dans les eaux minérales. M. Truchot, professeur à la Faculté des sciences de Clermont, ayant découvert une assez forte proportion de lithium dans les terres de la Limagne, a été porté à rechercher ces sels dans les nombreuses sources thermales de l'Auvergne. L'analyse est venue confirmer ses espérances; les eaux minérales de ce groupe sont les plus lithinées de France; celles de Châteauneuf et de la grande source de Royat sont plus riches même que celles de Baden-Baden qui, jusqu'à présent, occupaient en hydrologie le premier rang.

C'est à l'aide du spectroscope que cet alcali a été découvert et dosé. Ce procédé d'analyse est le seul assez sensible pour révéler promptement la présence du lithium et permettre de préciser, à deux milligrammes près, la quantité qu'en renferme un liquide.

Voici dans quelle proportion le lithium à l'état de chlorure se trouve réparti dans les Eaux minérales d'Auvergne:

[1] Extrait d'un mémoire présenté à l'Académie de Médecine le 16 mars 1875.

Mont-Dore............	8 $^{mill.}$	Châtel-Guyon..........	28 ^{mill}
Clermont, source de Jaude.	15	Les Roches, près Royat.	33
La Bourboule........	18	Châteauneuf..........	35
Saint-Nectaire........	22	Royat, grande source..	35

Pour bien comprendre l'importance de cette découverte et le rôle des sels de lithine dans la thérapeutique hydro-minérale, nous sommes forcés de dire quelques mots :

1° Du lithium et des sels de lithine ;

2° De l'arthritis et de ses manifestations viscérales et cutanées ;

3° Et enfin de citer quelques observations d'affections arthritiques traitées à Royat.

CHAPITRE PREMIER

Du Lithium et des Sels de lithine. — Des Eaux minérales lithinées. — Actions de ces sels sur les produits tophacés de la goutte. — Expérience de Lipowitz Gorrod et autres. — Emploi thérapeutique de cet alcali.

Le lithium, isolé la première fois par Brandes et étudié ensuite par Bunsen, est un corps simple appartenant à la classe des métaux alcalins. D'un éclat métallique, analogue à celui de l'argent, dont il a la blancheur, il est d'une légèreté telle qu'il flotte sur l'huile de naphte. Son équivalent, par rapport à l'oxygène pris pour unité, est de 6,50. Quoique l'on trouve des traces de ce corps dans plusieurs minéraux, tels que la tourmaline apyre, la pétalite, les spodamen, etc., dans les cendres de plusieurs végétaux, telles que celles de la vigne et du tabac, dans plusieurs terrains, dans l'eau de mer et plusieurs sources minérales, il est cependant toujours en quantité si minime que, malgré les progrès de la chimie, son extraction difficile le maintient à un prix très-élevé.

La lithine, son oxyde, découverte en 1817, par Arfewdson,

se présente sous la forme d'une masse spongieuse jaune; elle a une saveur caustique et une réaction alcaline très-intense analogue à celle de la soude et de la potasse à côté desquelles on la range. La lithine est loin de partager cependant la solubilité des sels précédents; un litre d'eau distillée ne peut en dissoudre que 12 grammes, et ce n'est qu'en chargeant cette eau d'acide carbonique qu'on peut en augmenter le pouvoir dissolvant.

Parmi les eaux minérales, plusieurs sources de l'Allemagne renferment de notables proportions de lithine. A côté des eaux mères de Solensprudel et d'Unguemach, qui ont, dit-on, quatre grammes de chlorure de lithium par litre, mais ne peuvent être employées à l'intérieur, nous avons à Baden-Baden les sources de Fettquel et de Murquelle, qui ont toujours passé pour les plus riches, quoique ne possédant cependant que 30 milligrammes de ce chlorure; enfin, celles moins fréquentées de Klausen et Szliacs, dans lesquelles on a trouvé 38 milligrammes de lithine à l'état de carbonate. Plusieurs autres eaux de l'Allemagne sont encore lithinées, mais dans des proportions moindres: telles sont celles de Kreuznach, qui en renferment sept milligrammes, et Carlsbad, deux.

En France, la lithine a été signalée dans plusieurs sources, Vichy, Vals, Évaux, Plombières, etc., mais en doses si minimes qu'elles n'ont pu, jusqu'alors, être fixées par l'analyse. Niederbronn et Contrexeville en offrent cependant 4 milligrammes. Une seule station peut rivaliser avec celles de l'Allemagne, c'est Martigny-les-Bains, qui a été étudiée avec soin par le docteur Buez, son ancien inspecteur. Cette eau est effectivement aussi riche en lithine que nos voisines d'outre-Rhin, car elle en renferme 30 milligrammes. Je ne doute pas que ce sel n'ait une influence puissante dans le traitement de la goutte et de la gravelle urique, qui attire chaque année, à Martigny comme à Contrexeville, de nombreux buveurs.

Les premières expériences sur l'emploi thérapeutique de la

lithine ont été faites en Angleterre: Ure, en 1834, et, quelques années plus tard, Garrod, se sont livrés à des recherches ingénieuses à ce sujet. C'est à la suite d'une expérience de Lipowitz sur l'affinité extrême de l'acide urique pour la lithine, qu'Andrew Ure pensa à l'utiliser comme dissolvant des calculs d'urate de chaux.

De son côté, Garrod, étudiant les propriétés alcalines de la lithine et les comparant à celles de la soude et de la potasse, prouva, par de nombreuses expériences, la supériorité de cet agent pour neutraliser l'acide urique et former un sel facile, à éliminer. Ayant fait préparer séparément des solutions de carbonate lithique, sodique et potassique à la dose de cinq centigrammes de chacun de ces sels dans 30 grammes d'eau distillée, il fit ensuite immerger dans ces différentes solutions, durant quarante-huit heures, de petits cartilages incrustés complétement d'urate sodique. Au bout de ce temps, le cartilage plongé dans la solution lithique se trouva entièrement libre d'urate ; celui qui baignait dans la solution potassique avait perdu beaucoup de son dépôt ; par contre, le cartilage laissé pendant les quarante-huit heures en contact avec la solution sodique fut trouvé dans le même état et sans aucune décomposition. En effet, d'une part, le bi-urate de lithine est le plus soluble de tous les urates et, par conséquent, le plus facile à éliminer ; de l'autre, comme l'équivalent du lithium est très-faible, la lithine et ses sels (1) jouissent de propriétés neutralisantes considérables.

Encouragé par ces expériences, Garrod en vint à l'application thérapeutique de cet alcali dans la diathèse urique, la goutte chronique. Sous l'influence du carbonate de lithine, il vit les attaques de goutte s'éloigner, les dépôts de gravelle urique diminuer, cesser même, et l'état général s'améliorer sensiblement. « C'est alors, dit-il, que j'acquis la conviction de l'effi-

(1) Le carbonate de Lithine est le plus ordinairement le sel que l'on choisit pour l'expérimentation, il est d'une conservation plus facile que le chlorure de lithium qui est hygrométrique ; mais il n'est pas plus tôt introduit dans l'organisme qu'il est transformé en chlorure, et c'est à cet état qu'il est déversé dans le sang.

« cacité des sels lithiques dans ces maladies. En effet, leur
« puissance alcaline étant très-élevée en raison du poids ato-
« mique minime du lithium, leur pouvoir de dissoudre l'acide
« urique et les urates est bien supérieur à celui d'aucune autre
« substance chimique, tandis que leur action locale est tout à
« fait insignifiante et leur usage interne sans inconvénient
« aucun. »

Aussi, dans sa pratique, réservant au colchique le traitement de la goutte aiguë, il ne connaît pas de meilleur moyen de
combattre les désordres et les douleurs que laisse dans les articulations cette goutte passée à l'état chronique, que l'usage
des sels de lithine dissous dans une grande quantité d'eau. Il
affirme avoir ainsi procuré à plusieurs malades un soulagement
immédiat, avoir retardé d'une année, chez quelques autres, le
retour des accès, et amélioré notablement chez tous l'état
général.

L'importance que Garrod et les autres médecins anglais donnent à la lithine dans le traitement des affections arthritiques,
s'est trouvée justifiée par l'opinion de tous les praticiens qui
ont expérimenté ces sels. Entre autres, citons en France
MM. Réveil, Moutard, Martin, le professeur Charcot, le savant
commentateur de Garrod et un de nos plus habiles cliniciens,
M. Guénaud de Mussy, que nous sommes heureux de voir ap-
puyer de son autorité scientifique les manifestations viscérales
et cutanées de l'arthritis qui font le sujet de cette étude.

Le professeur Dietrich, de Munich, qui a publié sur le traitement des affections goutteuses le résultat de sa longue expérience (*Blœtter für Heilwissenschœft.*— 1re et 3e *livraisons*), conclut
que la lithine est un remède par excellence de la goutte et de
la gravelle ; que si l'on arrive difficilement à la disparition complète de certains dépôts tophacés, on obtient toujours, par suite
d'une résorption lente, une certaine diminution dans leur vo-
lume, et l'on voit s'effacer non-seulement la douleur, mais encore la roideur de l'articulation malade.

Le docteur Ruef, de Baden-Baden, qui a étudié l'action thérapeutique des eaux lithinées, cite dans son ouvrage plusieurs

observations de malades ayant retrouvé l'usage de membres depuis longtemps immobilisés par des rhumatismes goutteux, et d'autres baigneurs qui ont vu, sous l'influence des eaux lithinées, se flétrir les dépôts tophacés et disparaître les douleurs rongeantes qui les accompagnaient.

Enfin, le docteur Buez, ancien inspecteur de Martigny, dans son étude sur cette station, ajoute aux témoignages qui précèdent, quelques observations personnelles, qui non-seulement corroborent ce que nous avons dit de l'action de la lithine sur les dépôts de la goutte et les douleurs qui les accompagnent, mais encore font ressortir ces effets diurétiques constatés déjà par Garrod et qui rendent les eaux lithinées précieuses pour l'élimination des sables et des graviers.

En face de si précieux témoignages, il nous est bien permis au moins de conclure, avec le docteur Delioux de Savignac, « que, si l'action des sels de lithine n'a pu être assez étudiée, « si leur emploi n'a pu se généraliser assez pour être fixé sur « leur valeur réelle, au moins, en triomphant mieux que tout « autre médicament d'un des éléments de la goutte par une dis- « solution et une élimination plus faciles des urates alcalins du « sang, ils réalisent déjà un progrès dans une thérapeutique « qui, jusqu'ici, a laissé tant à désirer. »

CHAPITRE II

Actions des Eaux lithinées de Royat dans les affections arthritiques. — Rhumatisme viscéral chronique. — Altérations des voies digestives et des organes respiratoires. — Affections arthritiques de la peau. — De l'Arthritis en général.

De nombreuses observations, prises pendant quinze années d'exercice près de la station de Royat, vont nous permettre de rechercher l'action thérapeutique de la lithine et de signaler son influence manifeste dans le traitement des nombreuses affections arthritiques que nous y recevons chaque année.

Si séduisante que paraisse la théorique chimique, nous n'entrerons donc pas dans le champ des hypothèses, et, sans étendre à des affections que nous avons eu peu d'occasions d'étudier les applications thérapeutiques des eaux lithinées, nous nous contenterons d'indiquer celles qui se sont présentées le plus souvent à notre pratique, et dans lesquelles le traitement thermal a obtenu le plus de succès. Tel est, par exemple, le **rhumatisme chronique** dans ses localisations viscérales.

Si l'emploi des bains et des douches à haute température est précieux dans les affections rhumatismales des muscles et des articulations, il n'est pas sans présenter des dangers, quand il s'agit d'atteindre des viscères profondément situés. C'est l'opinion du savant inspecteur d'Aix, le docteur Vidal, qui, dans une visite qu'il fit à Royat, me disait : « Bien précieuse est la « source dont les éléments chimiques sont assez puissants « pour combattre le rhumatisme sans l'intervention du calo- « rique, cet agent quelquefois infidèle et toujours si difficile à « manier. »

Les affections rhumatismales des voies respiratoires et digestives, et quelques altérations cardiaques, nous permettent chaque année de vérifier l'efficacité de nos eaux contre ces manifestations diathésiques.

La ville de Lyon nous fournit à ce sujet de nombreuses observations. Placée au confluent du Rhône et de la Saône, la population de cette ville est essentiellement rhumatisante, et si le plus grand nombre des affections douloureuses des muscles et des articulations est dirigé vers la station d'Aix, si merveilleusement installée pour les combattre avec ses eaux à haute température, ses douches puissantes et ses massages habiles, celle de Royat, avec des procédés balnéaires plus simples, est souvent appelée à modifier des désordres aussi graves, imprimés, par la diathèse rhumatismale, aux viscères thoraciques et abdominaux.

Nos plus honorables confrères, les représentants de l'École de Lyon, frappés des résultats obtenus chez leurs malades, sont venus demander pour eux-mêmes les bénéfices du traitement balnéaire. Sans calorique, sans douches, sans étuves, nos eaux, par leur simple minéralisation, nos bains à la température normale du corps, mais alimentés à eau courante, ont modifié souvent les altérations viscérales les plus difficiles à atteindre. C'est ainsi qu'en justifiant la confiance dont avaient bien voulu nous honorer nos chers confrères, nous avons vu peu à peu grandir, au milieu de cette population, le crédit d'une station longtemps inconnue d'elle.

A côté des manifestations les plus variées du rhumatisme et de ses localisations les plus rares, plaçons les affections de nature goutteuse qui s'en rapprochent assez pour avoir fait naître l'idée d'une diathèse commune, l'**arthritis.**

La théorie de l'arthritis, professée par Chomel et Grisolle, défendue par Requin, a été très-ingénieusement interprétée par M. Pidoux qui, quoique s'écartant un peu de ces auteurs, admet une origine commune aux affections qui plus tard prennent un caractère rhumatismal ou goutteux.

Les études faites en Angleterre par Stark, et plus récemment par Garrod, en France par MM. Barthez, Charcot, Chauffard, Jaccoud, Ball, Guéneau de Mussy, et surtout Pidoux et Bazin, ont éclairé l'étiologie de ces affections, étendu le champ de leurs manifestations pathologiques sur les différents organes, et basé leur thérapeutique plutôt sur la nature que sur la forme de la lésion.

Grâce aux indications fournies par la chimie et par l'observation clinique, plusieurs états morbides de nature inconnue jusqu'alors ont été, à juste titre, rangés dans les affections arthritiques, et il est reconnu aujourd'hui qu'il n'est pas un système de l'économie qui ne paie son tribut à cette grande classe pathologique.

Laissant de côté la goutte aiguë, dont les accès doivent être respectés ou traités avec une grande prudence, nous ne nous occuperons que de la goutte chronique, irrégulière et atonique dans ses manifestations viscérales; manifestations qui peuvent, comme le dit Cullen, être précédées ou non de goutte articulaire.

La diathèse urique se présente sous forme double : la goutte et la gravelle ; dans les deux, elle est due à un défaut d'assimilation de principes azotés. « Dans la gravelle, dit Durand-Far-
« del, ceux-ci sont rejetés au dehors ; aussi, les graveleux ne
« sont pas malades du fait de la diathèse, ils ne le sont que par
« suite des accidents qu'occasionne la rétention de ces produits.
« Mais, dans la goutte, il n'en est pas ainsi ; les principes ne
« sont pas éliminés par les reins, ils se meuvent dans l'organisme
« et s'accumulent autour des articulations. »

Les eaux de Royat n'ont pas une minéralisation assez franchement alcaline pour recevoir ce cortége de classiques goutteux qui s'achemine, chaque année, vers les eaux fortes de Vichy ou de Vals, appelées à neutraliser l'acidité de leurs humeurs.

Royat n'a pas non plus la clientèle des graveleux qui se dirigent avec raison vers les sources précieuses des Vosges. Les eaux peu minéralisées, mais essentiellement diurétiques de Contrexeville et de Vittel, éliminent doucement leurs sables et leurs graviers et lavent à grande eau leurs reins et leur vessie.

Mais Royat reçoit, chaque année, des affections à localisation différente qui se rattachent aux précédentes par leur origine, Telles sont les altérations des **fonctions digestives** et des **voies respiratoires** chez les sujets rhumatisants ou goutteux.

Parmi les formes variées que revêtent les manifestations de la diathèse arthritique, Murgrave, Barthez, Scudamore et Garrot insistent sur la *dyspepsie*, l'*entérite* et l'*entéralgie* avec constipation ordinaire et hémorrhoïdes. Les altérations que subit la nutrition, par suite de la combustion imparfaite des produit azotés, donne lieu à la production de l'acide urique, et c'est l'action lente de ce principe morbide sur le sang qui entraîne la cachexie. Les organes digestifs sont donc, à tous les âges de la goutte, la localisation fatale de cette diathèse, et si les eaux alcalines franches, telles que celles de Vichy et de Vals, sont plus promp-

tement efficaces dans la période d'évolution, celles de Royat,
qui, comme nous le verrons, à côté de l'action dépressive des
alcalins, offrent les propriétés toniques et reconstituantes du
chlorure de sodium, devront être préférées pour combattre l'atonie des organes digestifs.

Les **organes respiratoires** sont un des siéges les plus fréquents de l'arthritis. En effet, dit Portal, « l'humeur de la
« goutte et celle du rhumatisme, qui ont un si grand caractère
« de ressemblance, peuvent se transporter dans toutes les parties
« internes du corps ; mais il n'est aucun viscère qu'elles affec-
« tent plus souvent que les poumons. » Aussi dans ces affections
nous ne rangeons pas seulement cette toux particulière et cette
dyspnée qui forment, d'après Garrod, une des manifestations les
plus fréquentes de la diathèse goutteuse, mais toutes les altérations pulmonaires qui, par suite d'accidents antérieurs du côté
des articulations, de la peau ou des viscères, ont une origine
arthritique ; telles sont les *congestions* et les *inflammations* chroniques du *larynx* et des *bronches*, l'*asthme* et le *catarrhe* chez les
sujets rhumatisants ou goutteux. Ces malades, outre l'effet
général du traitement, trouvent dans les inhalations de vapeurs
minérales un modificateur si prompt et si agréable de leurs
troubles repiratoires qu'ils dépassent presque toujours les limi-
tes fixées pour chaque séance et se croient guéris longtemps
avant de l'être.

Quant à la **phthisie**, Morton, Sauvage, Cullen, Lieutaud,
Baumes, Portal, dans leurs études de cette affection, ont rangé
l'arthritis au nombre de ses causes. La phthisie de nature arthritique a été observée par tous ceux qui se sont occupés du traitement des affections pulmonaires par les eaux minérales.

M. Pidoux, qui, par sa position, voit un si grand nombre de
ces malades, s'exprime ainsi : « La phthisie arthritique est
« une des plus intéressantes à étudier ; elle n'est pas rare
« chez les riches, et on en voit des cas nombreux aux Eaux-
« Bonnes. »

Bertrand insiste dans ses observations sur les antécédents rhumatismaux de tous ces phthisiques qui ont retiré quelques fruits de leur séjour au Mont-Dore.

Allard a présenté à la Société d'hydrologie un mémoire intéressant sur cette question, et il n'hésite pas à admettre la phthisie de nature arthritique pouvant être traitée avec succès au Mont-dore, à Ems ou à Royat.

Mes honorables confrères de Royat reçoivent chaque année quelques-uns de ces malades, et pourraient certainement me fournir des observations à l'appui non-seulement de sa fréquence, mais même de sa curabilité dans certains cas.

Mais de toutes les localisations arthritiques, la plus fréquente, la mieux étudiée à Royat est, sans contredit, celle qui comprend les altérations cutanées appelées, d'après leur origine, **arthritides**.

Longtemps avant que Bazin eût professé ses doctrines, les alcalins étaient entrés dans la thérapeutique des affections cutanées. MM. Cazenave, Gibert, Devergie les avaient employés avec succès dans leurs services de Saint-Louis. Mais c'est au rénovateur de l'arthritis que nous devons d'en avoir précisé les indications, et d'avoir, par sa classification diathésique, fait cesser les hésitations dont était entourée cette thérapeutique.

Les *Arthritides* de Bazin sont divisées en trois classes ; ce sont les diverses manifestations cutanées répondant, pour ainsi dire, à la jeunesse, à l'âge mûr et à la vieillesse de la diathèse arthritique.

La première est composée d'affections passagères, à caractère subaigu, qui ont rarement besoin, pour disparaître, d'un traitement thermal. Dans cette classe, l'urticaire seule nous fournit quelques observations.

La seconde, qui comprend les arthritides communes ou intermédiaires, ainsi que la troisième classe, qui se compose des arthritides tardives appelées malignes, à cause de leur persistance, nous fournissent, au contraire, chaque année un très-grand nombre de sujets.

Les altérations cutanées les plus communes sont d'abord l'*Ec-*

zéma : Eczéma sec circonscrit de la 2ᵉ classe ; Eczéma nummu-
laire et suintant de la 3ᵉ, siégeant aux mains, aux pieds, aux
parties génitales et aux régions pileuses. Éruptions ordinairement asymétriques, à formes arrondies, dont la coloration rouge
vineux offre des contours bien limités, à siége fixe, à progres-
sion lente, donnant lieu à de la cuisson plutôt qu'à du prurit.
Tels sont, en quelques mots, les caractères physiques des éruptions
cutanées de nature arthritique.

Plusieurs de ces affections sont considérablement amendées dès
la première saison, et les exemples de guérison ne sont même
pas rares chez les sujets qui sont venus plusieurs années se sou-
mettre au traitement thermal.

Le *Pityriasis*, le *Psoriasis*, l'*Hydroa vacciniforme*, le *Sycosis* et
d'autres affections appartenant à la *seconde* classe des arthritides
n'étant que des variétés éruptives de la même diathèse, sont
également modifiées par nos Eaux. C'est au médecin qu'incombe
le soin d'en surveiller l'usage, variant les doses et le mode
d'application suivant la susceptibilité du sujet et la forme de l'é-
ruption.

Il y a déjà quinze ans que M. Bazin applique aux arthritides le
traitement minéral de Royat. Le docteur Allard, inspecteur alors
de cette station, en recevant ses premiers malades, a eu à enre-
gistrer ses premiers succès. C'est aux écrits et aux efforts de ce
maître regretté, si vite enlevé à la science et à ses amis, que
Royat doit son avenir. Les observations qu'il m'a laissées, comme
celles que j'ai recueillies après lui, sont venues justifier la confiance
qu'avait dans leur application l'illustre médecin de Saint-Louis.

Les sels alcalins jouent nécessairement un rôle important dans
la thérapeutique des affections arthritiques ; mais les bicarbonates
de soude et de potasse réunis, représentant à peine 2 grammes,
ne paraissaient pas suffisants pour expliquer les effets de Royat.
Je cherchais depuis longtemps quel était l'auxiliaire auquel elles
devaient leurs succès, quand la découverte de la lithine en notable proportion, répondant à mon appel, est venue concilier la
théorie avec la pratique.

Les expériences des médecins anglais que j'ai relatées, jointes aux observations cliniques des praticiens les plus distingués, me donnent la conviction que la lithine, imprime à la minéralisation alcaline de nos eaux des propriétés anti-arthritiques spéciales, et leur donne une certaine supériorité, pour le traitement des manifestations viscérales de la diathèse goutteuse.

« La vie de l'arthritis, dit M. Pidoux, a deux grandes périodes,
« l'une de génération, d'accroissement et de force, c'est l'arthri-
« tisme *sthénique* de Brown ; l'autre de décroissance, dégénéra-
« ration, c'est la goutte *asthénique* des médecins écossais. L'ar-
« thritis a donc des âges dans l'individu et surtout dans les
« générations ; il y a des familles où la goutte est jeune et encore
« dans la période ascendante, d'autres où elle est vieille et à sa
« période décroissante. Dans la première, la goutte a des carac-
« tères vigoureux et les constitutions aussi ; dans la seconde, la
« goutte vieillie, quoique dans un organisme encore jeune, s'use
« et est sur le point de finir ; les cachexies, les dégénérations,
« les catarrhes chroniques, les tubercules, vont peut-être
« arriver. »

Dans le premier de ces cas, l'arthritis *sthénique*, les eaux alcalines fortes sont indiquées, et, administrées avec prudence, elles portent dans l'organisme des modifications heureuses. Dans le second cas, arthritis *asthénique*, les eaux alcalines mixtes lithinées, comme celles de Royat, sont de beaucoup supérieures aux premières.

Ce n'est pas seulement à leurs principes alcalins que nous attribuons les effets de nos eaux dans les affections arthritiques; car l'acide urique n'est qu'une des manifestations de cette diathèse, manifestation souvent secondaire dans son évolution chez quelques sujets, et, comme sources alcalines, Vichy et Vals, grâce à leur richesse en bicarbonate de soude, seraient bien plus puissantes que Royat, avec sa lithine.

Cependant l'essai comparatif de ces eaux dans les affections arthritiques a démontré depuis longtemps aux praticiens qui s'occupent le plus de ces questions notre supériorité thérapeutique dans les affections arthritiques des viscères et surtout de la peau. Il ne faut pas perdre de vue, en effet, que si l'acide urique nécessite l'usage des alcalins, la cachexie qu'entraîne à la longue sa présence dans le sang fait appel à des toniques et à des reconstituants.

Or, à côté des sels alcalins, se trouvent à Royat d'autres principes minéralisateurs, tels que le chlorure de sodium, le carbonate de chaux, le carbonate de fer, qui forment des reconstituants énergiques, appelés à contre-balancer ce qu'il y aurait de trop accentué dans les effets débilitants des premiers.

C'est certainement à cette proportion heureuse de produits essentiellement assimilables que les eaux de Royat doivent leurs propriétés reconstituantes et leur puissance d'action contre les altérations des fonctions digestives. Leur composition leur a fait donner par notre savant professeur de thérapeutique le nom de **lymphe minérale,** titre heureux, encore mieux justifié par les résultats pratiques que par l'analyse.

Quinze années d'exercice près de cette station thermale ne m'ont pas laissé de doute à ce sujet. Quelle que soit l'affection pour laquelle un malade est adressé à Royat, quelque faible que paraisse d'abord l'amélioration obtenue, il constate bientôt dans son état général un changement si notable qu'il revient, l'année suivante, redemander à nos bains et à nos eaux cette tonicité qu'il avait cherchée vainement ailleurs.

Pour nous résumer :

Les expériences faites en France, en Allemagne, et surtout en Angleterre, tant sur les propriétés chimiques que sur l'action thérapeutique de la **lithine,** donnent à la découverte de M. Truchot une grande importance.

Les eaux lithinées de Royat qui, par leurs compositions alcalines mixtes, étaient déjà propres à combattre les altérations viscérales de la diathèse arthritique, sont, plus que jamais, par la lithine qu'elles renferment, appelées à modifier les désordres que cette diathèse porte dans l'économie.

Les localisations viscérales du rhumatisme chronique contre lesquelles l'emploi du calorique est impuissant ou dangereux ; les affections des voies respiratoires ou des organes digestifs qui, par l'examen ou les antécédents du malade, peuvent être attribuées à une diathèse arthritique ; enfin, la classe importante d'affections cutanées que M. Bazin a groupées sous un même nom, *arthritides*, et qui, par leur origine commune, forment une famille des plus naturelles, constituent les états pathologiques sous lesquels l'arthritis se présente ordinairement à Royat.

Les succès constants du traitement thermal de cette station dans ces diverses affections avaient été attribués, jusqu'à présent, aux carbonates de soude et de potasse qui entrent dans la composition de ces eaux ; mais les expériences de Lipowitz, d'Andrew Ure et de Garrod portent à croire que la **lithine**, en imprimant une **spécificité d'action** aux éléments alcalins de leur minéralisation, combat plus efficacement les effets de l'acide urique que ne le ferait la soude à dose élevée, et soustrait ainsi le malade à la dépression générale que laisse après elle la médication alcaline.

Enfin les sujets qui se trouveront le mieux du traitement thermal de Royat seront ceux chez lesquels la diathèse goutteuse ou rhumatismale, en altérant les fonctions digestives, aura déjà imprimé à l'économie cette atonie cachectique qui se montre souvent rebelle aux autres agents thérapeutiques.

DEUXIÈME PARTIE

DES AUTRES ÉTATS PATHOLOGIQUES
TRIBUTAIRES DES EAUX DE ROYAT

Nous venons d'indiquer les manifestations les plus fréquentes de l'arthritisme et de montrer combien les principes alcalins étaient propres à les combattre. Il nous reste maintenant à passer en revue d'autres états pathologiques qui sont également tributaires des eaux de Royat. Les éléments qui entrent dans leur composition sont en effet trop nombreux, leurs sels sont trop actifs, pour que les affections arthritiques profitent seules de cette riche minéralisation. Aussi les baigneurs atteints d'affections, paraissant n'avoir entre elles aucun rapport, s'y montrent-ils chaque année.

Il en est ainsi du reste des principales eaux minérales d'Auvergne. Les médecins attachés à ces stations ont à grouper plutôt qu'a étendre leurs applications thérapeutiques.

Pour expliquer, pour comprendre les nombreuses applications des eaux de Royat, il est nécessaire de bien connaître leur composition ; nous avons donc cru, avant tout, devoir mettre sous les yeux du lecteur la dernière analyse de ces sources faite par M. Lefort.

ANALYSE DES TROIS SOURCES
Par M. LEFORT

TEMPÉRATURE AU GRIFFON		GRANDE SOURCE 35.50 cent.	CÉSAR 29 cent.	St-MART 31 cent.
PRINCIPES ATTÉRANTS (Alcalins)	Bicarbonate de soude.............	1.349	0.302	0.421
	— de potasse.............	0.436	0.286	0.365
	— de chaux.............	1.000	0.686	0.953
	— de magnésie............	0.677	0.397	0.611
	Chlorure de lithium............	(1) **0.035**	**0.009**	**0.035**
PRINCIPES TOXIQUES	Chlorure de sodium.................	1.728	0.766	1.682
	Bicarbonate de chaux déja cité.......	»	»	»
	— de fer...................	0.040	0.025	0.043
	— de manganèse..........	traces	traces	traces
	Arséniate de soude.................	(2) traces	0.000	traces
SELS DIVERS	Sulfate de soude...................	0.185	0.115	0.163
	Phosphate de soude.................	0.018	0.014	0.007
	Iodure et bromure de sodium........	indices	traces	indices
	Silice............................	0.156	0.167	0.102
	Alumine..........................	traces	traces	traces
	Matières organiques.................	indices	indices	indices
	Total des matières fixes, les sels étant à l'état de bicarbonates.......	**5.588**	**2.848**	**4.336**
GAZ	Gaz acide carbonique libre...........	0.748	1.229	1.850
	Gaz azote.........................	0.052	0.038	0.042
	Gaz oxygène.......................	0.011	0.009	0.008

Nous nous sommes permis de grouper ces sels d'après les propriétés thérapeutiques qu'on leur accorde généralement; nous ne nous dissimulons pas ce qu'une pareille classification a de discutable; mais tout en reconnaissant combien sont arbitraires les bases que nous avons prises, nous pensons que cette division fera plus promptement saisir au lecteur les différents éléments de cette riche minéralisation.

(1) Analyse de M. Truchet. — Nous aurions dû prendre sur le chlorure de sodium les 35 millig. de chlorure de lithium; nous avons préféré négliger cette rectification que de changer les chiffres donnés par M. Lefort.

(2) Mil. **0.35**, d'après l'analyse de M. Thénard.

La soude, la potasse, la chaux, la magnésie, la lithine sont les représentants de la médication alcaline. Le chlorure de sodium, les carbonates de chaux et de fer, ces toniques normaux du sang, viennent ensuite comme pour modérer l'action trop active des premiers. Enfin, l'acide carbonique et d'autres gaz concourent à donner à nos bains cette vie qui les rend si actifs.

CHAPITRE PREMIER.

Altérations des voies digestives. Dyspepsies et entérites. — Affections chloro-anémiques. — Affections nerveuses. — Affections utérines.

Altérations des fonctions digestives.

Au premier rang des affections tributaires de Royat doivent être placées les altérations des voies digestives.

L'alcalinité de ses eaux, composées, comme nous l'avons vu, non-seulement des sels à base de soude, de potasse et de lithine, mais encore des carbonates de magnésie et de chaux, est suffisante pour combattre les dyspepsies acides et les gastralgies qu'elles occasionnent.

La proportion dans laquelle ces bases entrent dans la composition des eaux de Royat, n'entraîne jamais chez le malade de fatigue ou de débilité fonctionnelle. Au contraire, s'unissant au chlorure de sodium, ces alcalins sont des stimulants des fonctions digestives. Sous leur influence la sécrétion du suc gastrique et des glandes salivaires se trouve augmentée, la combustion des substances albuminoïdes devient plus active, la nutrition et l'assimilation se font mieux.

Aussi voyons-nous abonder à Royat des entérites, des gastralgies, des dyspepsies de nature et de forme variées.

C'est d'abord la dyspepsie acide, accompagnée parfois de gastralgie plus ou moins douloureuse, dont se plaignent nos chlorotiques; le pyrosis trouble leurs digestions, et le traitement alcalin qu'on lui oppose, dépassant trop souvent le but, ne fait qu'augmenter, plutôt qu'effacer, chez elles les manifestations de l'anémie. C'est pour ces gastralgiques que sont surtout précieuses les eaux alcalines mixtes qui les soulagent sans les débiliter.

A côté de ces dyspepsies dues à une exagération de la sécrétion ou de l'acidité du suc gastrique, viennent se placer celles qui au contraire ont pour cause son insuffisance.

Les dyspepsies atoniques sont encore plus nombreuses et plus rebelles que les précédentes ; elles s'accompagnent souvent de gastralgies douloureuses donnant lieu quelquefois à des crampes et, le plus ordinairement, à un poids qui anéantit les forces, paralyse les mouvements et occasionne des bâillements réitérés. Les mouvements péristaltiques de l'estomac se font lentement, péniblement et le bol alimentaire, par un séjour trop prolongé dans cette poche, donne lieu à une formation abondante de gaz qui la distend péniblement ; de là ces dyspepsies flatulentes si ennuyeuses et souvent si réfractaires à tous les efforts du praticien.

Des irritations intestinales caractérisées par du gargouillement et de la diarrhée ont souvent pour cause le passage de ce bol alimentaire mal préparé. Ces entérites, accompagnées d'amaigrissement et de sécheresse de la peau, sont heureusement modifiées par le traitement thermal. Le carbonate de chaux, si abondant dans nos eaux, d'une part, mais surtout le bain à eau vive, ce stimulant des fonctions de la peau, concourent puissamment à la sédation de ces troubles abdominaux. Nous avons déjà parlé des entérites de nature arthritique : comme les dyspepsies de même nature, elles trouvent dans les sels alcalins de Royat les altérants les plus puissants de la diathèse qui les entretient.

Que les troubles de la digestion soient donc occasionnés par un état de chlorose ou d'anémie, ou par les productions acides de la diathèse arthritique ; qu'ils soient sympathiques de certains troubles nerveux (*manie, hystérie*), ou qu'au contraire

ils en soient la cause comme dans certains vertiges (*vertigo a sto-
macho læso*), ils trouveront à Royat, à côté des eaux alcalines
mixtes, d'autres agents, puissants modificateurs de l'économie,
qui augmentent singulièrement leurs effets. L'air vif et pur, les
promenades sur les montagnes et, par-dessus tout, les bains à
eau vive, en ouvrant l'appétit, en régularisant les digestions,
relèveront les forces et effaceront peu à peu jusqu'à cette tristesse et cette langueur dont peuvent si difficilement s'affranchir
les malheureux dyspeptiques.

Affections chloro-anémiques.

Inutile maintenant d'insister sur l'efficacité des eaux de
Royat dans les affections chloro-anémiques. Nous venons de
citer en effet un des symptômes les plus fréquents de la chlorose et la lésion qui, peut-être, en entrave davantage le traitement. Dès qu'on aura pu vaincre chez ces malades cette inappétence qui leur fait repousser les aliments réparateurs, cette
paresse de l'estomac et de l'intestin qui paralyse leurs forces,
la nutrition se fera mieux, l'assimilation se régularisera et effa-
cera assez vite les troubles fonctionnels et nerveux. Mais ces
jeunes malades résistent mieux qu'on ne pourrait le croire aux
efforts du médecin, et la thérapeutique la plus rationnelle
échoue souvent devant les caprices de leur estomac. C'est ainsi
que le fer, parfois, n'est pas supporté, et que, sous les formes
les plus ingénieuses, les plus séduisantes en théorie, il reste
sans effets.

Chaque saison nous amène quelques-unes de ces jeunes
filles qui, sans succès, ont suivi précédemment le traitement
thermal des stations ferrugineuses les plus en vogue. Toute préparation martiale leur paraît dès lors interdite; elles sont donc
étonnées de supporter sans fatigue les eaux de Royat qui sont
ferrugineuses (5 *centigr.* par litre).

C'est certainement au concours des éléments qui forment
cette lymphe minérale, comme les appelle le professeur Gubler,
que nous devons attribuer cette tolérance; cependant, dans

la plupart de ces cas, le médecin ne doit pas oublier que ce n'est pas seulement au choix intelligent de la préparation martiale que doit se borner la médication, mais que le grand air, l'exercice, l'excitation des fonctions de la peau favorisent puissamment l'assimilation. Au lieu donc de concentrer tous ses efforts sur cet estomac qui n'en peut mais, il doit plutôt chercher à réveiller ses fonctions en stimulant la circulation cutanée.

L'hydrothérapie est l'adjuvant le plus puissant du fer; autant et plus vite que lui, elle augmente la plasticité du sang en favorisant l'hématose. Ce n'est cependant qu'exceptionnellement que nous avons, à Royat, recours aux douches froides, l'acide carbonique remplaçant leur effet. La rubéfaction de la peau est à son summum après dix ou douze minutes d'immersion dans nos bains à eau vive, et la jeune chlorotique en sort légère, décongestionnée. Les palpitations ont cessé, et sans efforts, sans oppression elle peut se livrer, pendant plusieurs heures, à des promenades sur les montagnes, trop fatigantes en temps ordinaire.

Affections nerveuses.

A côté des affections chlorotiques viennent naturellement se placer les affections nerveuses qui ont pour origine la chlorose et toutes celles qui sont entretenues par un appauvrissement du sang.

Les troubles nerveux que nous avons à traiter consistent souvent en une propension à la tristesse et au dégoût de la vie (*hypochondrie*) ; les craintes les plus puériles et les idées les plus noires rendent ces malades maniaques et forcent le médecin à lutter contre leur découragement. Souvent c'est sous forme de *maladies du cœur* que ces troubles viennent effrayer les malades et leur famille. Ils simulent assez bien parfois les altérations organiques; mais, cependant, tantôt ils revêtent une forme intermittente accompagnée de névralgies intercostales, tantôt ils s'accompagnent d'un bruit de souffle à la base du cœur, se prolongeant dans l'aorte et jusque dans les carotides, qui éclaire le diagnostic. Du reste, quelle que soit la forme qu'affectent les

troubles nerveux du cœur, le traitement balnéaire et hygiénique
de Royat ne tarde pas à régulariser les contractions cardiaques
et à dissiper les alarmes qu'elles avaient fait naître.

Les troubles nerveux se traduisent souvent, comme nous venons
de le voir, par une altération des fonctions digestives. C'est tantôt cette inappétence si fréquente chez les femmes nerveuses
et si bien décrite par notre très-honoré maître le professeur La-
sègue, tantôt des vomissements de substances aqueuses ou bi-
lieuses avec irritation et douleurs épigastriques, tantôt une ré-
gurgitation des premières matières alimentaires ingérées.

Vient enfin l'*hystérie* avec son cortége bizarre. A part les phé-
nomènes convulsifs que nous ne voyons pas, nous rencontrons
tous les autres troubles du système nerveux : boule hystérique et
suffocations, rire et sanglots, anesthésie et hyperesthésie.
Symptômes coïncidant souvent chez nos jeunes malades avec une
menstruation lente et difficile.

Ces affections si diverses, ces troubles si variés du système
nerveux sont souvent occasionnés par la chlorose et entretenus
presque toujours par l'anémie. Aussi un traitement tonique et
stimulant de la circulation est-il un modificateur plus sérieux, un
sédatif plus sûr que tous les spasmodiques, qui ne procurent
qu'un calme momentané et restent ensuite sans effet.

Dans le traitement des affections nerveuses, le bain de Royat
revendique la première place.

Nous venons de passer en revue les effets toniques des
bains à eau vive, un mot maintenant de leurs effets sédatifs. Les bains tempérés, à température constante, offrent,
d'après plusieurs auteurs, un moyen sédatif des plus précieux,
n'exposant jamais le malade aux dangers du refroidissement.
Contre l'ordinaire, à Royat, les bains longs sont calmants sans
être débilitants, car l'eau s'y renouvelle avec tous ses principes
minéralisateurs.

L'acide carbonique joue du reste un rôle des plus importants;
sédatif de l'irritation nerveuse, pouvant aller jusqu'à l'anesthésie, il est le premier à manifester ses effets. C'est en ré-

veillant la vitalité de la peau qu'il en modifie la sensibilité exagé-
rée. Son action sédative très-manifeste sur les troubles nerveux
est due, croyons-nous, chez les chlorotiques et les anémiques,
moins à l'action anesthésique de ce gaz qu'à son effet stimulant et congestif de toute l'enveloppe cutanée. Les bains à eau
vive saturée d'acide carbonique remplacent avantageusement
l'hydrothérapie et les frictions. Si la réaction cutanée est moins
prompte que par la douche froide, l'effet, en revanche, est de
plus longue durée. De nombreuses observations comparatives
nous ont démontré qu'on pouvait en vingt-cinq bains obtenir
les effets approximatifs de soixante à soixante-six jours d'un
traitement hydrothérapique ordinaire.

L'expérience a été pour nous d'autant plus facile que, depuis
quinze ans, est annexée à notre établissement thermal une hydrothérapie complète, alimentée par des sources vives à 12° centi-
grades. Dans les affections chloro-anémiques et nerveuses nous
nous trouvons quelquefois bien de cet adjuvant, et plusieurs de
nos jeunes malades sont ainsi soumises à un traitement mixte,
composé du bain à eau vive le matin et d'une douche froide le
soir.

À ce bain sédatif et stimulant, à ces douches froides, si nous
ajoutons l'effet réparateur des eaux martiales, l'exercice et la
promenade dans ces vallées ombreuses où l'air est frais et pur,
nous aurons un faisceau puissant des moyens les plus justement
recommandés dans le traitement des affections nerveuses.

Affections utérines.

Les affections utérines, comme les précédentes, participent
aux effets précieux de nos bains.

Les eaux de Royat par leurs éléments minéralisateurs offrent
en effet une telle analogie de composition avec celles d'*Ems*, que,
bien avant que la guerre nous fît rechercher en France des suc-
cédanées des eaux allemandes, M. Rotureau, dans son traité des
eaux minérales d'Europe, donnait déjà à Royat le titre d'**Ems
français.**

Les affections de l'utérus et les altérations des voies respiratoires ont attiré pendant longtemps à Ems les malades de toute l'Europe ; les succès remarquables de Royat dans ces mêmes affections, succès contrôlés chaque année par maints confrères, justifient, mieux que l'analyse, le titre qui lui avait été donné il y a vingt ans.

Nos bains ont même une supériorité incontestable sur ceux de la station allemande. Donnés à eau vive, ils offrent, à côté de cette constance de température, un dégagement incessant d'acide carbonique qui, par l'excitation de la peau, décongestionne l'utérus et diminue, chaque jour, l'engorgement périphérique consécutif à une altération plus ou moins longue de cet organe.

Après trois ou quatre jours d'excitation, les pertes blanches diminuent, et qu'elles soient dues à un état congestif de l'utérus, ou simplement à la constitution molle et lymphatique du sujet, elles trouvent, dans nos bains toniques et stimulants de la circulation cutanée, le meilleur mode de traitement.

Modificateur précieux des surfaces ulcérées, fongueuses et trop lentes à se cicatriser, l'acide carbonique agit comme anesthésique dans l'hyperesthésie vulvaire et vaginale. L'expérience nous a cependant portés à préférer, pour ces applications locales, les douches gazeuses sèches, infiniment moins excitantes que les douches d'eau saturée d'acide carbonique.

Action dérivative à effet continu, action anesthésique et sédative, action détersive et cicatrisante : tels sont les effets des bains gazeux à eau vive. Si nous rapprochons ces effets de l'action fondante des eaux alcalines, de l'action anti-strumeuse des chlorures, nous aurons à regretter que les bains de Royat n'aient pas encore été assez employés dans les affections des femmes arthritiques, nerveuses, excitables ; car ils seraient, à notre avis, souvent préférables aux bains sulfureux, qui conviennent spécialement aux natures molles et strumeuses.

CHAPITRE II

Affections des voies respiratoires. — Altérations pulmonaires, altérations du Larynx, angines. — Traitement, salles d'aspiration. — Autres applications balnéaires de Royat.

Affections des voies respiratoires.

Les affections des voies respiratoires ont été les premières à révéler la valeur thérapeutique des eaux de Royat. Alors qu'une simple buvette indiquait le voisinage de cette puissante source Eugénie, qui, à elle seule, maintenant, alimente à eau vive 75 baignoires, les habitants de Clermont et les villageois des environs venaient déjà, chaque matin, traiter avec quelques verres d'eau leurs rhumes et leurs catarrhes. Une certaine analogie dans l'application a fait comparer ces Eaux avec celles du Mont-Dore ; mais, quoique Royat soit près du Mont-Dore, la minéralisation de ces deux sources est assez différente pour nécessiter dans chacune des stations un mode particulier de traitement.

Avec Ems, Royat offre une analogie frappante de composition chimique et d'applications thérapeutiques. La station d'Auvergne, comme celle de l'Allemagne, traite avec le même succès les affections utérines et celles des voies respiratoires.

La bronchite chronique, le catarrhe, l'asthme humide et l'emphysème sont les altérations pulmonaires que nous rencontrons le plus fréquemment. Que la bronchite doive sa chronicité aux conditions fâcheuses du sujet, à la débilité de sa constitution, à une croissance trop rapide ; qu'elle s'accompagne d'une toux sèche et nerveuse, ou de sécrétions catarrhales plus ou moins abondantes, comme chez les enfants lymphatiques ou les vieillards, elle se trouve toujours soulagée par le traitement hydro-minéral.

Dans les chapitres précédents, nous avons parlé des bronchites et autres altérations des voies respiratoires qui doivent leur chronicité à la constitution même du malade et qui ne sont qu'une des localisations de la diathèse arthritique, nous n'y reviendrons pas. En modifiant le principe morbide, on en détruit les effets.

L'asthme humide se rencontre quelquefois; ce n'est, pour nous, qu'une forme de bronchite de nature herpétique ou arthritique, à laquelle vient s'ajouter un élément nerveux : véritable névrose des voies respiratoires, disparaissant ou s'exaspérant par les influences climatériques. L'asthme humide se trouve ordinairement soulagé par l'atténuation de l'élément catarrhal et l'altération du principe diathésique.

L'emphysème pulmonaire, lorsqu'il n'est pas trop ancien, se trouve légèrement modifié par l'action topique de nos vapeurs, et l'effet stimulant et tonique du traitement général, en diminuant l'état catarrhal, rend plus facile l'ampliation des vésicules pulmonaires.

La phthisie même nous offre chaque année quelques observations de curabilité ! On confond souvent, en effet, avec cette affection, la congestion pulmonaire chronique, fréquente chez les jeunes sujets, ayant le même siége, les mêmes signes pathognomoniques que la phthisie au premier degré. On confond également avec la phthisie tuberculeuse les altérations pulmonaires qu'engendrent certaines diathèses, telles que l'herpétisme, la scrofule, et l'arthritisme, cas assez nombreux observés et décrits par notre savant confrère M. Pidoux.

Or ces cas de phthisie arthritique et bronchites chroniques, simulant l'irritation produite dans le parenchyme pulmonaire par le tubercule, sont assez fréquents à Royat pour nous fournir, comme au Mont-Dore, comme à Ems, des exemples nombreux de guérison.

Quant à la phthisie tuberculeuse confirmée, sans avoir la prétention de la guérir, le traitement thermal, en améliorant notablement l'état général des malades, en diminuant la congestion pulmonaire, en modifiant les sécrétions bronchiques, retarde et même enraie pour quelque temps la marche de cette terrible diathèse.

Jamais, depuis quinze ans que nous exerçons à Royat, nous n'avons vu d'hémoptysies rappelées par nos inhalations et nous n'avons entendu nos malades se plaindre d'une aggravation dans leur état. Nous pouvons au contraire affirmer, avec nos confrères, que plusieurs observations rigoureusement prises, nous ont démontré la guérison possible de quelques cas de phthisie commençante, tant à Royat qu'à Ems.

Affections du larynx.

Les affections du larynx avec rougeur persistante de la muqueuse, avec altération plus ou moins grande de la voix, sont spécialement tributaires des eaux alcalines mixtes d'Auvergne, surtout quand elles atteignent des sujets sanguins, nerveux, irritables, pour lesquels les eaux sulfureuses sont contre-indiquées.

Les altérations inflammatoires du larynx se présentent sous deux formes : la laryngite chronique et l'angine granuleuse.

Laryngites chroniques simples ou catarrhales, avec simple hypérémie ou hypertrophie de la muqueuse, avec épaississement, induration ou ramollissement de son tissu : manifestations se bornant souvent au larynx, mais s'étendant quelquefois au pharynx, aux piliers et aux voiles du palais. Enrouement, gêne dans la gorge, donnant lieu au *hem* des Anglais, petite toux incessante; altération ordinaire de la voix augmentant considérablement par l'humidité et la fatigue du larynx et allant quelquefois jusqu'à l'aphonie : tels sont, en quelques mots, les caractères de la laryngite, dont la chronicité est souvent entretenue par les exigences professionnelles (professeurs, avocats, prédicateurs) ou par une diathèse herpétique ou arthritique.

Le traitement, général d'abord, local ensuite, n'est jamais sans effets dans la laryngite chronique, et amène quelquefois la guérison, toujours une amélioration marquée.

L'angine granuleuse, ainsi nommée à cause des granulations saillantes qui se montrent sur la muqueuse qui tapisse les piliers du voile du palais et la luette, présente également divers degrés d'acuité. Elle s'accompagne ordinairement d'une sécrétion spéciale, et à la moindre fatigue d'une altération plus ou moins grande de la voix.

La chronicité de cette affection est connue ; cependant, quand elle est encore assez récente, quand le malade peut éviter toute fatigue du larynx, on peut espérer, par le traitement thermal, une amélioration durable et même une modification de la muqueuse. Mais quand l'affection est ancienne, quand elle repose sur un fond violacé, qu'elle se propage jusqu'au pharynx et à la trachée, une guérison radicale n'est guère à espérer ; après quelques mois d'amélioration, l'exercice de la parole, la fatigue remettent le malade dans un état voisin de celui qui a précédé le traitement. Aussi la ténacité de cette affection la fait-elle regarder par quelques auteurs, et entre autres par M. Guéneau de Mussy, comme une manifestation diathésique difficile à détruire, et qui rappelle chaque année les mêmes malades près des sources qui les ont soulagés.

Les affections du larynx chez les sujets sanguins, nerveux, excitables trouvent difficilement ailleurs qu'en Auvergne un traitement thermal efficace. Les eaux alcalines mixtes les décongestionnent, les soulagent, les guérissent même, sans jamais les irriter. Mais je crois que dans les succès de ce traitement on fait une trop large part à l'application des douches pulvérisées et des vapeurs, et que c'est aux boissons, aux pédiluves dérivatifs, aux grands bains à eau vive et à tous les éléments reconstitutifs de la minéralisation que revient le principal mérite de leur action.

Traitement des affections des voies respiratoires, Salles d'aspiration, etc.

L'Eau de Royat, prise à la source le matin à jeun, combat efficacement, tant par sa minéralisation que par sa température, l'inflammation des voies respiratoires.

« Dans les affections des organes de la respiration, dit Rotu-
« reau, comme le catarrhe pulmonaire chronique, l'asthme ne
« reconnaissant pas pour cause une lésion organique, la pneu-
« monie, la bronchite, la laryngite et la pharyngite chroniques et
« même subaiguës, l'action curative des eaux de Royat, adminis-

« trées à l'intérieur, se rapproche de celle des eaux d'Ems,
« et, à cet égard, je mettrais en première ligne la station fran-
« çaise, dont l'eau en boisson a tout autant d'efficacité que ces
« dernières dans les états pathologiques sus-indiqués. Elle pos-
« sède de plus, d'ailleurs, les salles d'aspiration, qui font sur-
« tout alors la partie la plus active et la base d'un traitement
« inconnu à l'établissement de l'ancien duché de Nassau. »

C'est surtout comme modificateurs des affections pulmonaires
chez les sujets lymphatiques et chloro-anémiques que le professeur Gubler place au premier rang les thermes de Royat.
« L'Eau de *Royat*, dit-il, analogue à celle d'Ems, sera employée
« avec succès dans les affections des voies respiratoires, dans
« les altérations pulmonaires et surtout dans les états diathési-
« ques qui président à la formation des tubercules. »

La salle d'aspiration constitue, dans ces cas, la base du traitement. Les séances qu'y font, chaque jour, les malades, leur procurent un si prompt soulagement, un si grand bien-être, qu'ils
sont toujours portés à en augmenter la durée.

La salle d'aspiration n'est pas en effet un sudatorium comme
le pensent quelques médecins; la température de celle de Royat
n'atteint jamais celle du corps et oscille ordinairement entre 22
et 27 degrés. Les baigneurs qui ne trouvent pas cette chaleur
suffisante peuvent, en montant des gradins disposés au fond
de la salle, chercher la température qui leur convient le mieux.

Dans son traité des Eaux minérales, M. Durand-Fardel fait
bon marché des salles d'inhalation qu'il considère comme des
étuves de vapeur d'eau ordinaire. Les expériences de M. Lefort
sur les salles du Mont-Dore installées comme celles de Royat ont
cependant démontré que cette vapeur renfermait non-seulement
les gaz, mais encore tous les sels qui entrent dans la composition
des eaux qui les alimentent.

Considérant donc chaque atome de cette vapeur comme une
eau minérale complète, on se rendra compte de la rapidité de
son action, surtout si on mesure le vaste champ d'absorption
que lui offre la muqueuse pulmonaire. Mais cette minéralisation

est puissamment aidée dans ses effets par. d'autres agents dont personne n'osera contester l'heureuse influence.

L'acide carbonique, qui est toxique à haute dose, est un sédatif précieux de l'excitation pulmonaire quand il se trouve mélangé à l'air dans une faible proportion. C'est le cas de nos salles d'aspiration. L'atmosphère qui entoure chaque malade, composée de vapeurs mélangées d'acide carbonique, a perdu une grande partie de son oxygène, et c'est précisément à la diminution de cet excitant trop énergique des bronches malades, que les baigneurs doivent le calme qu'ils y trouvent.

La vapeur d'eau elle-même est loin d'être là inutile ou indifférente. Trousseau nous a montré quelle influence heureuse elle avait sur les inflammations chroniques des bronches, et sa présence à côté de l'acide carbonique ne peut que prêter à ses effets sédatifs un heureux concours. Ses propriétés émollientes corrigent ce que les gaz et les sels auraient de trop actif pour les bronches, et sa douce chaleur en les pénétrant établit entre eux une parfaite harmonie.

Ainsi donc, pour nous résumer :

Diminution du principe excitant, l'oxygène; intervention d'un milieu émollient, la vapeur d'eau; d'un agent sédatif et même anesthésique, l'acide carbonique; tout concourt dans ces salles à aider l'effet topique des vapeurs minérales; tout se réunit pour porter dans les voies respiratoires un état de calme et de détente. Véritable repos relatif si doux, si utile pour des organes qui, malades ou non, ne peuvent jamais en prendre.

La salle d'aspiration constitue donc pour nous un mode de traitement d'une efficacité incontestable. Tous les malades qui la fréquentent ne s'en vont pas guéris, c'est vrai, mais il n'en est pas un qui n'en retire un prompt soulagement, qui n'y revienne l'année suivante avec une confiance nouvelle.

Le traitement local des affections pulmonaires est toujours aidé par le traitement général. Les bains, pris immédiatement au sortir de la salle, offrent à Royat un lieu de repos parfait. Le gaz acide carbonique et la vapeur qui se dégagent des baignoires alimentées à eau vive, forment dans les cabinets une atmosphère essentiellement propre à maintenir le malade à cette diète respiratoire si recommandée par Pierre Bertrand du Mont-Dore.

Le bain de Royat est ordinairement très-bien supporté, même par les personnes les plus pusillanimes, et son action tonique efface la mollesse qu'impriment au tissu les séances prolongées de la salle d'aspiration. Il rend le malade plus fort et moins impressionnable à l'air frais et au vent.

Les affections du larynx nécessitent souvent un traitement local plus actif : ce sont tantôt des douches faiblement alimentées qui établissent sur la muqueuse enflammée un courant constant d'eau minérale ; tantôt la projection plus ou moins directe sur le point malade, d'une douche finement divisée ; tantôt, enfin, le contact prolongé sur la muqueuse laryngienne d'un brouillard d'eau pulvérisée maintenue à l'aide d'un manchon à la température de la bouche.

D'un autre côté, des pédiluves, des grands bains viennent aider les organes malades à se décongestionner et faciliter à la muqueuse son retour à l'état normal. Tous ces moyens sont nécessaires et quelquefois même insuffisants pour combattre la chronicité de ces affections. Aussi, selon nous, le traitement général, en mettant l'économie dans des conditions meilleures, en activant les fonctions de la peau, en tonifiant l'organisme, contribue plus efficacement à la guérison de ces malades que l'application locale des douches les plus ingénieuses.

Applications balnéaires.

L'application balnéaire des eaux de Royat varie, non-seulement suivant les affections, mais encore suivant les sujets. Le bain à eau vive, qui forme la base du traitement, produit des effets tout différents, suivant qu'il est pris court ou prolongé. Ce courant constant d'eau minérale chargée d'acide carbonique est même quelquefois, au début, trop excitant pour certains malades très-impressionnables, et doit, pendant quelques jours, être remplacé par des bains d'eau morte. Enfin, cette eau minérale elle-même est trop active dans certaines affections cutanées qui nécessitent l'addition dans les premiers bains d'une quantité plus ou moins grande d'eau douce.

Le traitement de Royat n'est pas aussi simple que celui de beaucoup d'autres stations thermales. L'étude attentive du sujet et la connaissance parfaite de l'action thérapeutique de nos eaux, sont nécessaires pour diriger ces exercices balnéaires et éviter l'excitation qu'ils procurent. L'expérience seule peut guider le praticien dans l'emploi d'un agent aussi actif.

L'eau de Royat en boisson est également trop minéralisée pour être prise impunément par les malades ; elle doit toujours être prescrite à doses plus ou moins fractionnées. Il n'est pas rare dans les affections arthritiques d'avoir à la remplacer par de l'eau de Vichy ou de Vals, mieux supportée par les sujets pléthoriques ; l'eau de Royat n'intervient alors qu'à la fin du traitement. Quelques autres malades, les graveleux notamment, doivent s'en tenir à l'effet puissant du bain et ne boire le matin que des eaux diurétiques et faiblement minéralisées, comme celles de Contrexeville, de Vittel ou de Martigny qui, prises en grande quantité, expulsent sans fatigue les sables et les graviers.

Depuis plusieurs années qu'à l'instar des principales stations de l'Allemagne, je fais concourir au traitement de Royat toutes les eaux dont la minéralisation me semble appropriée à la constitution des différents malades qui s'y rendent, je n'ai qu'à me louer d'une pratique dont j'obtiens les meilleurs résultats.

Les bains de Royat, avec leur température constante de 35 degrés, leur minéralisation puissante entretenue par une eau toujours vive, et leur courant d'acide carbonique, constituent une médication thermale précieuse et presque unique. Pourquoi se priver du concours que peuvent lui prêter ces sources à minéralisations si variées qui couvrent le sol de notre belle France et ne pas établir à Royat, comme à Ems sa rivale, une trinkhall ouverte à toutes les eaux minérales ?

OBSERVATIONS

DE QUELQUES MANIFESTATIONS ARTHRITIQUES

Eczéma pilaris de nature arthritique datant de 4 ans; deux saisons à Royat.
Guérison complète.

M. J., manufacturier de Paris, est adressé à Royat, par M. Bazin, le 14 juin 1861. Ce malade, âgé de 36 ans, d'un tempérament sanguin, est atteint d'un eczéma qui occupe toute la région pileuse de sa face. Une sécrétion plus ou moins épaisse agglutine à leur base les poils de sa barbe, une croûte jaune à teintes variées forme un masque recouvrant tout le bas de la figure. La peau, rouge, enflammée, conserve au-dessous une grande sensibilité; ce n'est que tous les 8 ou 10 jours qu'il peut tailler sa barbe à l'aide de ciseaux.

Soumis sans succès, pendant 4 années, à des traitements divers, il vient à Royat sans aucune confiance et comme dernier essai. Une première saison de 20 jours diminue cependant l'abondance de la sécrétion morbide et l'hyperestésie cutanée. En septembre, se trouvant beaucoup mieux, il revient prendre 15 ou 16 autres bains. Enfin son eczéma disparaît presque entièrement dans le courant de l'hiver, pour se montrer de nouveau au printemps.

Retour en 1862; première saison de 25 jours, à la fin de laquelle les croûtes se dessèchent, tombent pour ne plus se reproduire; il revient au mois de septembre m'annoncer sa guérison, et prend, plutôt par reconnaissance que par besoin, quelques bains de plus.

Ce malade, que j'ai vu chaque année depuis cette époque, n'a pas eu une seule poussée eczémateuse, sa santé a même été parfaite pendant douze ans.

Depuis 1873 seulement, elle est troublée par de nouvelles manifestations de la diathèse arthritique; les digestions sont embarrassées, il a quelques vertiges et enfin, l'an passé, il a éprouvé des douleurs articulaires au pied droit avec gonflement des tissus: accidents dont l'origine n'a paru douteuse a aucun des médecins qu'il a consultés; il est goutteux, et il compte venir à Royat cette année, demander à ses eaux une nouvelle trêve de quinze années.

Eczéma arthritique chez un rhumatisant; localisation dans les fosses nasales
ayant complétement aboli l'olfaction. — Guérison.

M. ***, ingénieur, 44 ans, ayant eu un rhumatisme articulaire aigu à quinze ans et une seconde attaque à vingt, se rend à Royat en 1872, pour se guérir d'une affection eczémateuse; la première éruption s'est montrée sur le bras gauche; des plaques rouges arrondies, offrant deux petits espaces complétement indemnes, siégent à l'épaule et au bras; elles n'ont jamais sécrété (eczéma circonscrit, de Bazin).

A son arrivée, la coloration de ces plaques tend à pâlir et à s'effacer; mais des croûtes apparaissent dans le nez. Cette éruption n'est accompagnée d'aucune douleur, elle provoque seulement un coryza avec sécrétion abondante. Quelques semaines plus tard, M. *** sent la sensibilité olfactive diminuer, et bientôt il ne peut non-seulement apprécier, mais percevoir aucune odeur. Ce malade a de plus un peu de pityriasis capitis.

Le traitement thermal a fait disparaître le pityriaris, a effacé l'éruption cutanée du bras et de l'épaule, a diminué la sécrétion nasale, mais n'a pas fait revenir l'odorat.

Le 5 août de l'année suivante, M. *** revient à Royat et m'annonce que, quelques mois après le traitement précédent, la sensibilité olfactive est revenue, mais qu'elle diminue dès qu'il est pris de coryza. Le printemps ayant fait reparaître le pityriasis, et une légère éruption eczémateuse s'étant montrée à la place qu'occupait la précédente, ce malade se soumet à une nouvelle cure; le pityriasis capitis sur lequel je ne dirige aucune douche pâlit bientôt, s'efface et disparaît; l'eczéma s'améliore au quatorzième jour de traitement et se trouve complétement guéri au vingt-cinquième bain.

J'ai revu ce malade il y a peu de jours, il est encore arthritique; mais l'amélioration obtenue il y a trois ans s'est soutenue.

Troubles digestifs de nature rhumatismale provoqués par l'air ou l'exercice. — Dyspepsie arthritique.

M. D..., attaché à un ministère, 40 ans, né d'un père rhumatisant ayant ressenti pendant une dizaine d'années des douleurs erratiques dans les membres, les a vues disparaître par suite de son séjour prolongé dans les bureaux. Ce malade est atteint, depuis un an environ, de troubles digestifs, pour lesquels il vient à Royat; à son arrivée, le teint est pâle, la peau terreuse, il accuse une faiblesse générale qui lui rend pénible tout exercice; la marche l'oppresse, tout travail le fatigue, l'appétit est irrégulier, le sommeil léger, interrompu, la digestion du déjeuner est lente, pénible, absorbante, celle du dîner impossible.

Après le repas du soir, ce malade est forcé de se couvrir et de s'enfermer dans une pièce chaude; le moindre air frais, accompagné surtout de marche, donne lieu à des coliques et à des selles diarrhéiques. La première semaine du traitement thermal change peu de choses à son état: la fraîcheur du soir et la marche troublent plus ou moins la digestion. Cependant, comme l'appétit est revenu et que les forces augmentent, je l'engage, en se couvrant bien, à sortir un instant après ses repas; il le fait plusieurs jours sans inconvénients; puis, par une soirée un peu fraîche, il rechute; deux jours après il recommence, et enfin, après vingt-huit jours de traitement, il peut sans inconvénient suivre les autres baigneurs dans leurs promenades. Le teint a repris sa fraîcheur, il trouve l'exercice agréable et se croit complétement guéri en nous quittant.

Cependant l'hiver, les froids humides rappellent les troubles digestifs, il est forcé de s'entourer de précautions, et ce n'est que l'année suivante qu'une seconde saison affranchit définitivement ses digestions de l'influence du froid et de l'exercice. La guérison obtenue se maintient depuis cinq ans.

Goutte larvée. — Dyspepsie avec vertiges. — Eczéma.

M.***, cinquante-huit ans, rentier, habitant Paris, a vu, depuis six ou sept ans qu'il a quitté les affaires, des troubles survenir dans ses digestions. Après les repas, teint coloré, marche pénible; plus tard surviennent des vertiges, douleurs vagues dans la poitrine, dans la tête, malaises pendant toute la durée de la digestion, constipation, hémorrhoïdes.

Au bout de deux ans de cet état, apparaissent quelques plaques d'eczéma : éruption rouge, sèche, sans démangeaison; dès lors, amélioration dans l'état général, digestions plus faciles, éloignement des vertiges; de nouvelles plaques se forment près des premières. M.*** vient à Royat. Les urines charrient quelquefois du sable, il apparaît surtout après les écarts de régime.

Ce malade, vif, excitable, est soumis en commençant à un traitement balnéaire très-doux, seul moyen d'éviter une poussée, et de procurer le calme et le sommeil qui font défaut depuis longtemps. L'eau de Vittel intervient la première dans ce traitement; en huit jours elle débarrasse le malade de ces sables rouges; le traitement complet de Royat (boisson et bains à eau vive) n'est permis qu'à partir du dixième jour.

Dix-sept bains ont amené une certaine pâleur dans les plaques; au dix-neuvième, diminution dans leur circonférence, l'épiderme s'exfolie; au vingt-quatrième le malade part très-satisfait. Ses digestions sont faciles, ses forces se rétablissent par le sommeil et le calme qu'a procurés le traitement. Une seconde saison me permet de constater les modifications notables qu'a subies cette constitution arthritique.

Comme on le remarque sur ce sujet, les effets de Royat dans les affections cutanées mettent presque toujours quinze ou seize jours à se faire sentir, mais dès qu'ils ont commencé chaque bain porte un changement notable dans l'état du malade.

Les eaux de Royat, avec leur minéralisation si variée, leurs bains à la fois sédatifs et toniques, s'adressent, comme nous venons de le voir, à des états morbides trop nombreux, pour pouvoir citer ici des observations à l'appui de chacun d'eux. La forme concise de cette brochure ne le permet pas; nous en ferons donc le sujet d'un nouveau travail.

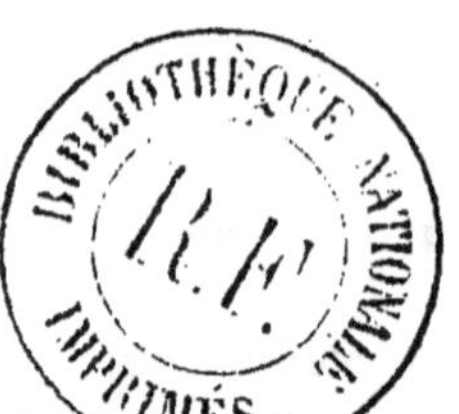

TABLE

63668 — Imp. Vᵉˢ RENOU, MAULDE et COCK, rue de Rivoli, 144.

116

DU MÊME

— De la **Chlorose** et de son traitement rationnel.

— De la découverte de la **Lithine** dans les Eaux minérales d'Auvergne (Mémoire présenté à l'Académie), 1875.

— Étude critique et médicale des **Eaux de Châteauneuf**, lue á la Société d'hydrologie et imprimée dans ses Annales, 1876.

Pour paraître prochainement :

— **Eaux minérales d'Auvergne :** Étude comparative des différentes stations thermales de ce groupe : Royat, — le Mont-Dore, — la Bourboule, — Saint-Nectaire, — Châtelguyon, — Châteauneuf, — Chaudesaigues, etc.

www.ingramcontent.com/pod-product-compliance
Lightning Source LLC
LaVergne TN
LVHW010333030726
842520LV00004B/1427